"健康·家庭·新生活"指南

肩颈疼痛退散！

5分钟

"神奇"运动自救法

闫琪 路怀民 人邮体育 编著

人民邮电出版社

北京

图书在版编目（ＣＩＰ）数据

肩颈疼痛退散！：5分钟"神奇"运动自救法 / 闫
琪，路怀民，人邮体育编著. — 北京 ：人民邮电出版社，
2024.6
（"健康·家庭·新生活"指南）
ISBN 978-7-115-64041-3

Ⅰ．①肩… Ⅱ．①闫… ②路… ③人… Ⅲ．①颈肩痛
－运动疗法 Ⅳ．①R681.505

中国国家版本馆CIP数据核字(2024)第062589号

免 责 声 明

本书内容旨在为大众提供有用的信息。所有材料（包括文本、图形和图像）仅供参考，不能替代医疗诊断、建议、治疗或 来自专业人士的意见。所有读者在需要医疗或其他专业协助时， 均应向专业的医疗保健机构或医生进行咨询。作者和出版商都已 尽可能确保本书技术上的准确性及合理性，并特别声明，不会承 担由于使用本出版物中的材料而遭受的任何损伤所直接或间接产生的与个人或团体相关的一切责任、损失或风险。

内 容 提 要

随着现代社会的发展，智能设备的大量使用，许多人出现了肩部僵硬和疼痛。要想缓解肩部疼痛，改善肩关节功能十分必要。如何自我缓解肩部疼痛，闫琪博士和路怀民主任在本书给出了详细阐释。

第 1 章从肩颈小知识开始，首先带领读者认识肩部结构，理解长期使用智能设备可能带来的肩关节问题，以及压力对肩关节疼痛的影响。第 2 章为肩关节出现疼痛时的自我检查提供了思路，带领读者了解五十肩与其他疼痛的区别，肩部出现酸麻痛可能的原因等，帮助读者明确自己肩部的薄弱环节。第 3 章为肩部疼痛读者提供了针对性的改善练习，包括缓解肩周炎、圆肩驼背、肩峰撞击综合征以及落枕疼痛，帮助读者将肩关节功能恢复到比较正常的状态。第 4 章主要介绍缓解肩痛的一些小知识，包括认识大脑在肩部疼痛中的角色，以及呼吸对肩部疼痛的影响，同时帮助读者了解办公族的正确坐姿，从而更好地预防肩痛。本书为久坐的办公族主要是有肩痛问题的人群提供了相对应的肩痛知识及自我缓解的动作，帮助他们远离肩痛的困扰。

◆ 编　　著　闫　琪　路怀民　人邮体育
　　责任编辑　李　璇
　　责任印制　彭志环
◆ 人民邮电出版社出版发行　　北京市丰台区成寿寺路 11 号
　　邮编　100164　电子邮件　315@ptpress.com.cn
　　网址　https://www.ptpress.com.cn
　　北京瑞禾彩色印刷有限公司印刷
◆ 开本：880×1230　1/32
　　印张：2.75　　　　　　　　2024 年 6 月第 1 版
　　字数：67 千字　　　　　　2024 年 8 月北京第 2 次印刷

定价：39.80 元

读者服务热线：(010)81055296　印装质量热线：(010)81055316
反盗版热线：(010)81055315
广告经营许可证：京东市监广登字 20170147 号

前言

  亲爱的读者，本书将带领你们了解肩部结构的奥妙，揭开肩部疼痛的神秘面纱，并探索如何有效缓解肩部疼痛。

  无论是在办公室工作、在家进行日常的家务劳动，还是运动健身，肩部都承担着重要的职责。然而，长期的压力和不正确的运动模式，可能导致肩部疼痛、僵硬或其他问题，这就是我们要在本书中深入探讨的话题。

  我们将从各种常见的肩部疾病谈起，比如五十肩、肩峰撞击综合征等，了解它们的病因和症状。同时，我们也会分享一些可以在日常生活中轻松实施的自我改善动作，帮助你有效缓解肩部疼痛。

  最后，我们会带你探索肩部疼痛的一些未知秘密，比如大脑对疼痛的处理机制，以及日常习惯如坐姿、呼吸等对肩部疼痛的影响。

  我们的目标是帮助你更好地理解肩部疼痛，从而掌握更有效的应对策略。希望本书能成为你健康生活的好助手！

本书阅读指南

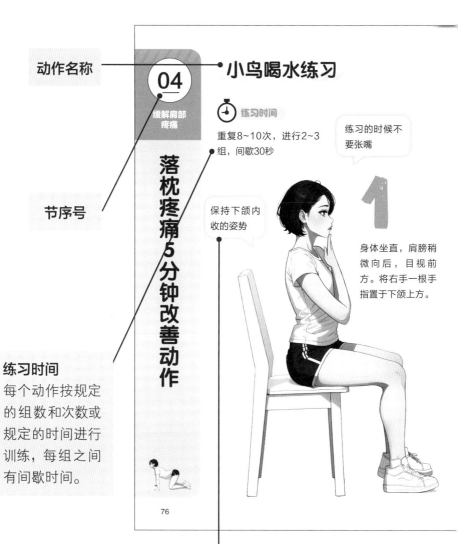

动作名称

04

缓解肩部
疼痛

节序号

落枕疼痛5分钟改善动作

练习时间
每个动作按规定的组数和次数或规定的时间进行训练，每组之间有间歇时间。

小鸟喝水练习

练习时间
重复8~10次，进行2~3组，间歇30秒

练习的时候不要张嘴

保持下颌内收的姿势

1

身体坐直，肩膀稍微向后，目视前方。将右手一根手指置于下颌上方。

76

动作要点
在掌握此动作的过程中，需要注意的地方。

颈后部肌肉经常在长时间保持不良的姿势、紧张或过度使用时紧绷。在进行枕部肌肉拉伸时，应该注意不要用力拉伸以避免造成不适，拉伸应该是温和而舒适的。

2

左手置于前颌偏上部，用左手将前颌用右手的一根手指将下颌同时水平向后推，似乎是在挤双下巴，直到在颈后部感觉到拉伸感，保持10秒。恢复起始姿势，按规定次数完成动作。

保持

10 秒

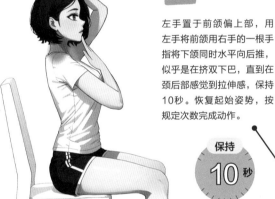

动作步骤
每个动作步骤都有
详细的文字解说，
配合图片就可以知
道在此动作中，身
体的每一个部位该
如何去做。

77

动作图片
用图片展示动作的过程，方便读者
学习。

视频获取说明

本书提供了部分动作的演示视频和读者随书福利，您可以按照以下步骤，观看本书配套视频和读者随书福利。

1. 点击微信聊天界面右上角的"+"，弹出功能菜单（图1）。点击"扫一扫"，扫描下方二维码。

2. 添加企业微信为好友（图2）：

- 若为首次添加企业微信，即刻获取本书配套视频和读者随书福利；
- 若非首次添加企业微信，需进入聊天界面并回复关键词【64041】，方可获取本书配套视频和读者随书福利。

3. 点击弹出的视频链接，即可直接观看视频。

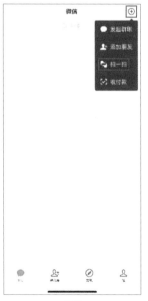

图1

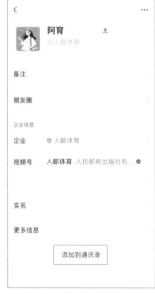

图2

所用工具

这里介绍一下本书会用到的工具。大部分工具可以从体育用品商店或网上商城购买，部分工具还可以用日常用品替代。

瑜伽垫 瑜伽垫有弹性，可以起到缓冲的作用，增加舒适感，减少磕伤。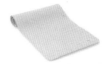

 弹力带有良好的延展性能，可用于力量练习和拉伸练习。 **弹力带**

筋膜球 圆形按摩工具，有弹性，主要用于身体局部激痛点的按摩。

如果家里没有筋膜球，也可用网球替代，使用方法与筋膜球一致。

泡沫轴 形状为圆柱形，重量轻，材料有软硬之分，用来滚压筋膜和肌肉，让软组织得到放松。不建议使用材质过硬或表面有较大凸起的泡沫轴。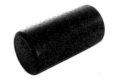

靠椅和毛巾 靠椅和毛巾可以辅助进行很多力量练习和拉伸练习。靠椅要结实稳定。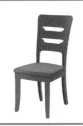

目 录

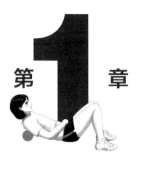

肩颈小知识

第1章

击退肩部疼痛

第2章

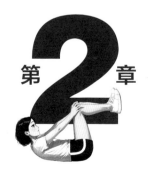

缓解肩部疼痛

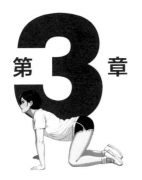

第**3**章

肩部治疗小贴士

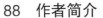

第**4**章

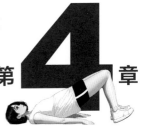

第 1 章

肩颈
小知识

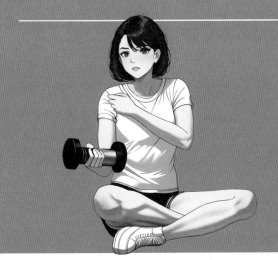

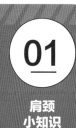

检查你的身体是否不对称

正面看

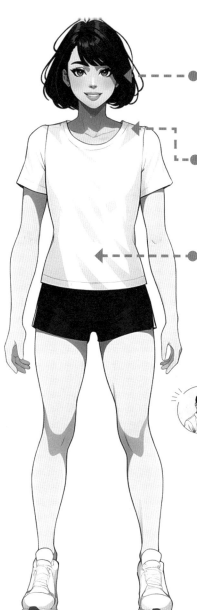

● **是否出现两侧耳朵不对称**

（如果一侧耳朵较高或较低，可能肩部存在不对称的情况）

● **是否出现高低肩**

（如果一侧肩膀显著高于另一侧，可能存在高低肩）

● **是否出现肚脐偏向另一侧**

（观察肚脐是否偏离中线，如果肚脐偏离中线，可以初步判断肩部不对称）

当你出现以上这些问题时，肩部疼痛会悄悄找上门来！

侧面看

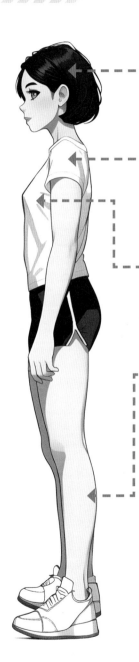

是否出现头部偏离身体中线

（头部位置明显倾斜或者偏向一侧，可能和头前伸的不良体态有关）

是否出现肩部高度差

（一侧肩胛骨突出或肩峰更加明显，可能是翼状肩的表现）

是否出现胸廓扭曲

（胸部在侧面观察时呈现不规则或不对称的形状，可能是呼吸模式有问题）

是否出现小腿异常突出

（身体肌肉链不平衡可能影响下肢肌肉，使一侧肌肉看起来更发达或更突出）

通过以上步骤，你就能检查身体的对称性，人体中一些小的不对称是正常的，但如果你发现显著的不对称，并且伴随着疼痛或者不适，可能需要寻求医生的帮助。

不良姿势引发肩部疼痛

长期低头，成为"驼背族"

在当今社会，"低头族"的现象变得越来越普遍。无论是在办公室、咖啡馆、公交地铁上，还是在家中，我们随处可见人们聚精会神地低头看手机屏幕。但是你可能没有注意到，这会给我们的颈椎和肩部带来巨大的压力。

使用合适高度的椅子，以支撑和维持正常的脊椎曲度

从0到30度，低头幅度每增加15度，颈椎负担增加约一倍

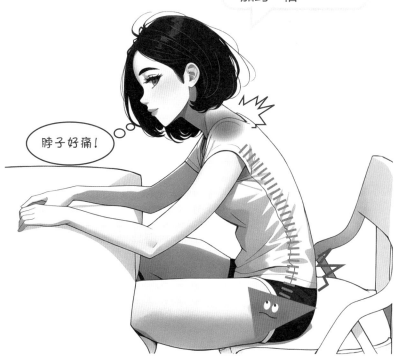

脖子好痛！

脖子在正常状态下，需要负担的重量大约为 5 公斤；如果低头 15 度，脖子则需要负担（相当于）约 10 公斤的重量；如果低头 30 度，脖子则要负担约 20 公斤的重量；低头 60 度，脖子则要负担约 27 公斤的重量。

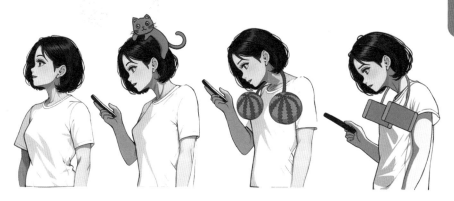

| 低头0度 | 低头15度 | 低头30度 | 低头60度 |
| 负担约5公斤 | 负担约10公斤 | 负担约20公斤 | 负担约27公斤 |

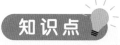 **知识点**

我们的颈部经常承受着巨大的压力，而我们几乎未察觉。面对这样的情况，我们该如何应对？以下是一些有用的小贴士。

● 定期休息：尽管忙碌，也请每隔 20~30 分钟让你的头部抬起来休息一下。

● 注意坐姿：保持良好的坐姿对防止颈部压力非常重要。请保持背部直立，肩部放松，并确保眼睛与屏幕保持大约一臂长的距离。

● 使用适当的设备：尽可能地使用台式计算机而不是手机或平板计算机。因为使用台式计算机时，屏幕位置更容易调整到眼睛的水平线上。

● 调整屏幕高度：无论你是使用台式计算机还是笔记本计算机，都要尽量让屏幕处于眼睛的水平线上。这样你不用低头就能看到屏幕，从而减少颈部的压力。

不良姿势引发肩部疼痛

我国有近 1.5 亿人患有颈椎病，20~40 岁的青壮年颈椎病患病率高达 59.1%。低头看计算机或手机屏幕时，颈椎间盘承受的压力会增加，久而久之，不仅会导致肩颈酸痛，而且可能出现手麻、手疼的症状，甚至出现走路不稳，感觉像踩棉花一样的问题，这时需要及时就医。

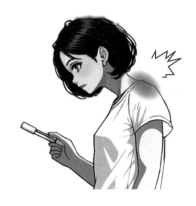

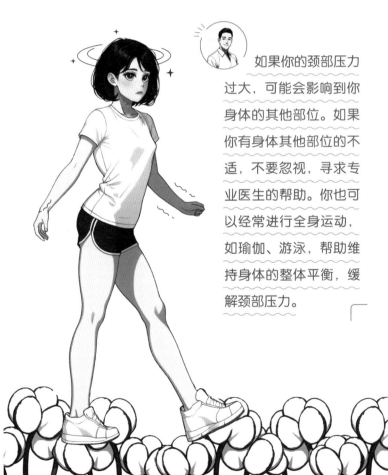

如果你的颈部压力过大，可能会影响到你身体的其他部位。如果你有身体其他部位的不适，不要忽视，寻求专业医生的帮助。你也可以经常进行全身运动，如瑜伽、游泳，帮助维持身体的整体平衡，缓解颈部压力。

长时间处于低头状态，肌肉组织会长时间处于疲劳状态，短期内会导致脖子酸痛不适。长此以往，肌肉组织弹性降低，容易发生慢性劳损，易导致肩颈部慢性疼痛，头前倾与圆肩驼背会一并出现，从而导致"上交叉综合征"的发生。

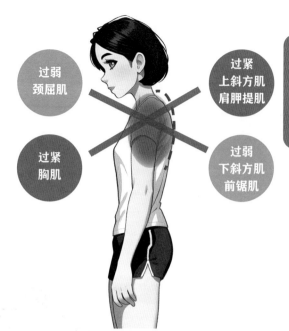

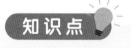

上交叉综合征是什么？

在我们的快节奏生活中，"低头族"已经成为一个日益普遍的现象。长时间坐在计算机前工作，或者低头盯着手机屏幕，久而久之可能逐渐会发展成"上交叉综合征"。

上交叉综合征是由于我们日常生活中坐姿、站立和走路的不良习惯导致的一种肌肉失衡症状。特别是在我们长时间坐着或低头看屏幕时，这个问题尤其突出。这种姿势会让我们的一些肌肉（如胸肌和上斜方肌）过度紧张和疲劳，而另一些肌肉，如颈部深层肌肉、下斜方肌及前锯肌，则过于松弛和变弱，形成一个近似"×"形的肌肉张力变化状态，故称"上交叉综合征"。这种不平衡的状态可以导致一系列的问题，包括颈部和肩部疼痛、头痛、脊柱不适等。

肩关节的双重任务

肩关节的灵活性和稳定性

你知道吗？肩关节疼痛可能不是肩关节的错。其实，肩关节承担着双重的任务，既要保持稳定性，又要有足够的灵活性。肩关节和肩胛胸壁关节的协调运动模式（被称为"肩肱节律"）是极其重要的。如果由于肌肉失衡、肌肉紧张或者某些损伤导致这种节律被打乱，就可能会导致肩关节的疼痛或者功能障碍。

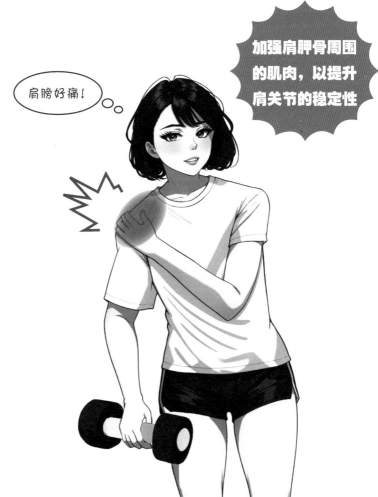

加强肩胛骨周围的肌肉，以提升肩关节的稳定性

肩膀好痛！

肩肱节律

肩肱节律是肩关节与肩胛胸壁关节之间的一种协调运动模式。这种节律的协调性允许肩关节在各个方向上进行稳定的运动。

想要完成180度的外展，需要肩关节外展120度与肩胛胸壁关节向上旋转60度，只有两个关节配合得当，肩关节才能更好完成外展任务

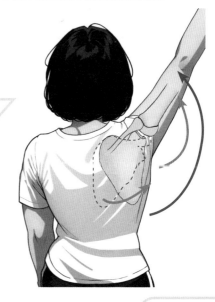

肩关节灵活性指肩关节的运动范围和能力。灵活的肩关节能够在多个方向上自由移动，提升肩关节的灵活性有助于减少肌肉损伤和疼痛。

当肩肱节律出现问题时，可能造成肩关节损伤

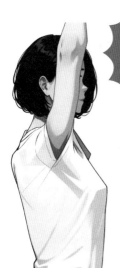

我的肩膀抬不起来了

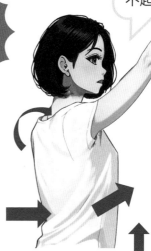

19

肩关节的双重任务

肩关节是人体中最灵活的关节之一，这主要得益于它独特的结构：球窝关节。肩关节是由肱骨的头部（即"球"）和肩胛骨的窝部（即"窝"）组成的结构。这种球形的头部配合碗状的窝部结构，让肩关节能够在多个方向上自由移动，故肩关节的灵活性较高。

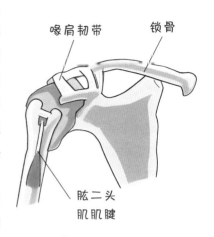

喙肩韧带　　锁骨

肱二头肌肌腱

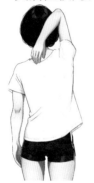

肩关节灵活性小测试

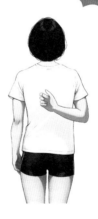

单侧手臂经过同侧肩部上方去触碰对侧的肩胛骨上角，再经过同侧肩部下方去触碰对侧的肩胛骨下角，若无疼痛，则肩关节灵活性良好。

当进行一些可能会对肩关节造成压力的运动时，比如投掷、举重等，我们需要特别注意对肩关节的保护。尽量避免过度使用肩关节，同时在进行这些运动之前，可以先做一些针对肩关节的热身运动，减少损伤的风险。

尽管肩关节灵活性极大，但其稳定性相对较弱。为了提高稳定性，肩关节需要肌肉、韧带和肩袖等周围结构提供额外的支撑。尤其是肩袖肌群，它们能够协同工作，控制和稳定肩关节。

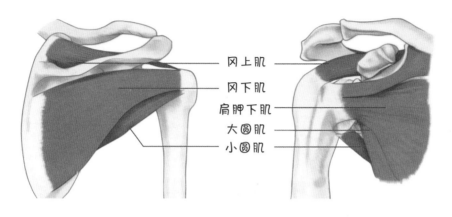

冈上肌
冈下肌
肩胛下肌
大圆肌
小圆肌

人体筋膜链

人体的每一个关节都有其独特的功能和特性，它们在人体的整体运动中起着重要的作用。人体筋膜链是一个整体，如果我们的肩部出现疼痛，引起肩部疼痛或受到肩部疼痛影响的可能是其他部位。我们不能"头痛医头，脚痛医脚"，只有找到问题的根本原因并对症下药，才能真正消除疼痛。

有的关节，比如踝关节、髋关节、腕关节、胸椎和肩关节，需要具备较强的灵活性，这样才能保证身体活动的多样性和动态性。而另一些关节，比如膝关节、腰椎、肘关节、肩胛胸壁关节，则需要具备较强的稳定性，以提供支撑和保护身体。

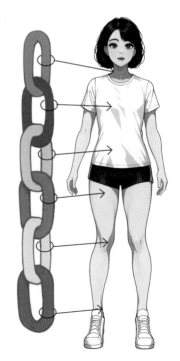

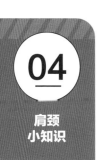

自来 压力增大，肩颈疼痛不请

压力逐渐增大，身体可能会发出警告信号

当我们面临压力时，身体会进入"战斗或逃跑"的应急状态，这会导致肌肉紧张。如果压力持续存在，大脑为了保护身体，可能通过产生疼痛的方式提醒身体停止压力状态，这时我们就会感受到身体疼痛的发生。

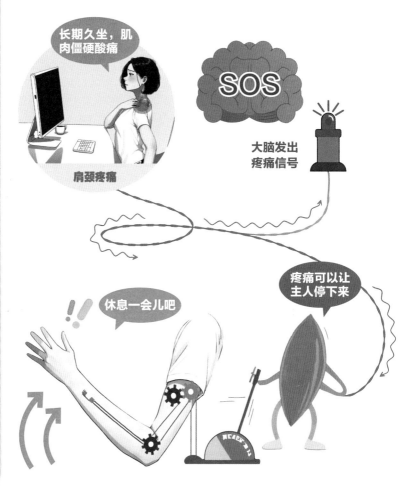

长期久坐，肌肉僵硬酸痛

肩颈疼痛

SOS

大脑发出疼痛信号

休息一会儿吧

疼痛可以让主人停下来

我们在讨论压力对身体的影响时，不得不提到焦虑。作为压力反应的一部分，焦虑可能会导致身心不适，甚至影响日常生活。为了帮助大家更好地理解并评估自己的焦虑状况，现在测试一下焦虑程度吧。下表是焦虑自评量表（SAS，self-rating anxiety scale）。根据你最近一周的实际情况选择以下 4 个分数：1 分表示过去一周内没有或偶尔（不超过 1 天）出现这类情况；2 分表示过去一周内有时（1~2 天）出现这类情况；3 分表示过去一周内经常（3~4 天）出现这类情况；4 分表示过去一周内总是（5~7 天）出现这类情况。

焦虑自评量表

题项	没有或偶尔（1分）	有时（2分）	经常（3分）	总是如此（4分）
1. 我最近觉得比平常容易紧张或着急				
2. 我最近无缘无故地感到害怕				
3. 我最近容易心里烦乱或觉得惊恐				
4. 我最近觉得我可能要疯了				
*5. 我最近觉得一切都很好，也不会发生什么事情				
6. 我最近手脚老是发抖				
7. 我最近因为头痛、颈痛和背痛而苦恼				
8. 我最近感觉容易衰弱和疲乏				
*9. 我最近心平气和，并且容易安静坐着				
10. 我最近觉得心跳得很快				
11. 我最近因为一阵阵头晕而苦恼				
12. 我最近曾晕倒，或觉得要晕倒似的				

04

肩颈
小知识

自来 压力增大，肩颈疼痛不请

题项	没有或偶尔（1分）	有时（2分）	经常（3分）	总是如此（4分）
*13. 我最近呼吸都感到很容易				
14. 我最近感觉手脚麻木和刺痛				
15. 我最近因为胃痛和消化不良而苦恼				
16. 我最近常常想小便				
*17. 我最近手脚常常是干燥温暖的				
18. 我最近脸红发热				
*19. 我最近容易入睡并且一夜睡得很好				
20. 我最近容易做噩梦				

注：*表示分数与原选项分数反向，即从4分到1分表示从没有或偶尔到总是如此。

　　将所有问题的分数加在一起，得到的是你的原始总分。为了得到一个标准化的焦虑程度分数，你需要将原始总分乘以 1.25，然后取整数部分。这样你就会得到一个在 25~100 的分数。这个分数可以让你了解自己的焦虑程度。

　　25~49 分，可以认为你的焦虑程度是正常的。

　　50~59 分，可能表示你有轻度的焦虑。

　　60~69 分，可能表示你有中度的焦虑。

　　70 分及以上，可能表示你有重度的焦虑。

第 2 章

击退
肩部疼痛

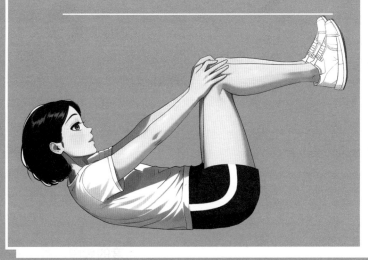

哪些肩部症状要尽快就医

肌肉／肌腱拉伤或撕裂

过度使用肩部，或在运动中突然发生肩部的急性损伤，可能会让肩部突然疼痛，且疼痛越来越剧烈。这可能是肩部的肌肉、韧带或肌腱拉伤或撕裂。在这种情况下，可以采取 RICE 原则进行应急处理。

● 休息（Rest）

一旦受伤，首先要立即停止运动，下场休息，让自己处于休息状态。休息可以控制肿胀，同时把炎症控制在最小的限度内。

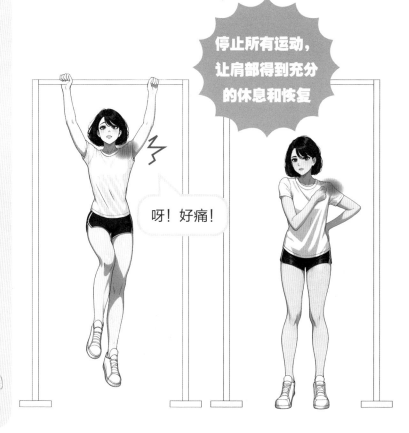

RICE 原则是一种处理急性软组织损伤的常见方法，它是 4 个处理步骤的缩写。

RICE 原则的目标是减轻疼痛、控制肿胀、促进受伤组织的修复。然而，如果疼痛或损伤严重，最好咨询医生或专业的医疗人士的意见，以确保得到正确的治疗和护理。

● 冰敷（Ice）

在受伤的 24~72 小时内，定时使用冰袋或冷敷包进行冰敷，以帮助减轻肩部的肿胀和疼痛。每次冰敷 15~20 分钟，随后休息 10 分钟，一天可以连续冰敷 3~4 次。

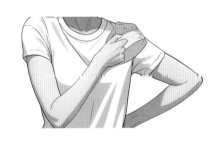

● 加压（Compression）

虽然肩部的加压可能比其他部位（如脚踝）更困难一些，但你可以试着用弹性绷带轻轻包裹肩部，以减少肿胀。记住，不要包得过紧，以免阻碍血液流动。

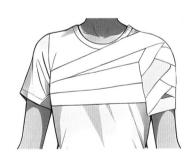

● 抬高（Elevation）

尽可能将肩部抬高，这可以帮助减少肿胀。你可以在躺下时使用枕头将肩部垫高。

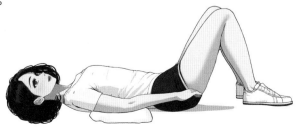

27

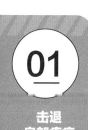

哪些肩部症状要尽快就医

肩关节脱位

肩关节脱位可以引起剧烈的肩部疼痛，通常伴有肩部变形和活动受限，需要及时就医。

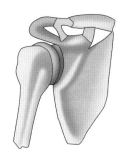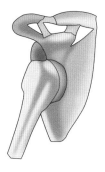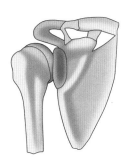

正常
肩关节

肩关节
前脱位

肩关节
后脱位

肩部骨折

肩部骨折，如肱骨骨折或锁骨骨折，也会引起急性疼痛，通常伴有肿胀和淤血，需要及时就医。

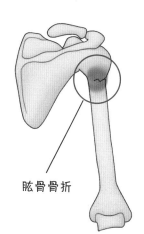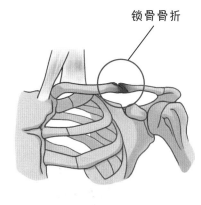

锁骨骨折

肱骨骨折

心脏疾病

肩部疼痛伴随恶心、呕吐、胸痛等，可能是胸部或心脏问题的征兆，需要紧急就医。

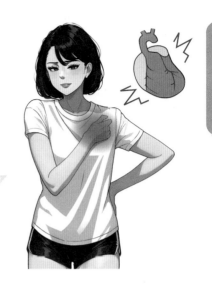

心脏疾病涉及心脏和血管系统，可能引起胸部、肩部和上臂的疼痛和不适

颈源性肩痛

肩部疼痛可能是颈部问题引起的，颈椎病变、颈椎间盘突出或颈部肌肉紧张等问题都有可能导致肩部疼痛。用大拇指按压疼痛侧颈部肌肉，会引发明显的痛感，而且痛感向肩部扩散，这提示可能存在颈源性肩痛。

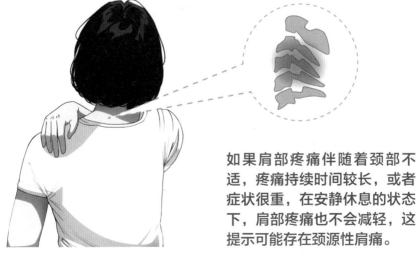

如果肩部疼痛伴随着颈部不适，疼痛持续时间较长，或者症状很重，在安静休息的状态下，肩部疼痛也不会减轻，这提示可能存在颈源性肩痛。

什么是肩峰撞击综合征

肩峰撞击综合征

肩峰撞击综合征是一种常见的肩部问题，主要涉及肩袖和肩胛骨上方的肩峰。当你举起手臂时，这些结构之间可能会发生碰撞和摩擦，导致在肩关节外展时，肩峰下组织反复摩擦、撞击从而引起疼痛。

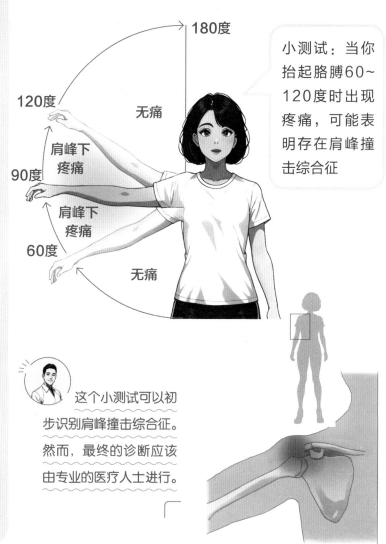

180度

120度

无痛

肩峰下疼痛

90度

肩峰下疼痛

60度

无痛

小测试：当你抬起胳膊60~120度时出现疼痛，可能表明存在肩峰撞击综合征

这个小测试可以初步识别肩峰撞击综合征。然而，最终的诊断应该由专业的医疗人士进行。

长期伏案工作伴随着潜在的健康风险，其中之一就是肩峰撞击综合征。人体长时间保持不正确姿势，频繁地进行手臂运动会增加肩部肌肉的压力。尤其是在长时间伏案工作后，不良姿势可导致肩部不适，长此以往便会引发肩峰撞击综合征。

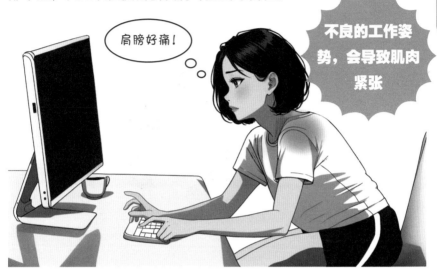

肩膀好痛！

不良的工作姿势，会导致肌肉紧张

肩峰撞击综合征的发病过程通常与肩袖的损伤和肩关节的异常运动有关。当你抬起手臂时，肩胛下肌腱需要通过肩峰下方的狭窄空间，肩峰和肱骨头之间有一个类似滑垫的结构，可以避免它们之间的摩擦和碰撞。然而如果我们经常做一些需要高举手臂或者向外伸展手臂的活动，比如打羽毛球、擦窗户、伏案工作等，就会导致肩关节下面的滑垫发炎和退化，肩峰变形增生，当肩关节上抬时，肩峰和肩袖就会发生碰撞，进而引发疼痛。

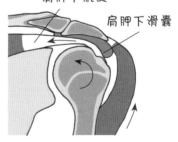

肩胛下肌腱

肩胛下滑囊

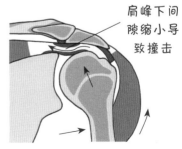

肩峰下间隙缩小导致撞击

肩膀抬不起来，我是不是得了五十肩

五十肩

五十肩又称为冻结肩或肩周炎，是一种常见的肩部问题，主要影响肩关节周围的肌肉和肌腱。它得名于最常见的患病人群，即 50 岁以上的中老年人。

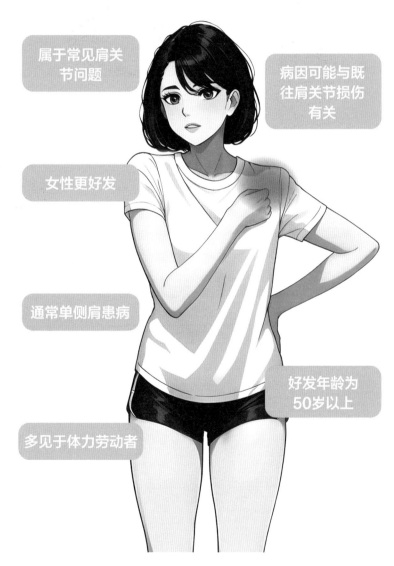

属于常见肩关节问题

病因可能与既往肩关节损伤有关

女性更好发

通常单侧肩患病

好发年龄为 50 岁以上

多见于体力劳动者

五十肩病程

五十肩一般有 3 个阶段，让我们来了解一下。

● 疼痛期

以疼痛为主要表现，可累及肩关节、上臂、肘，甚至前臂。活动时加剧，随着疼痛逐渐严重，肩膀的可活动范围随之减小，甚至影响睡眠。疼痛期通常持续 2~9 个月。

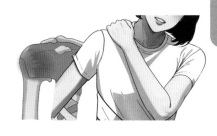

● 僵硬期

以关节僵硬为主要表现，疼痛稍微有所缓解，但肩膀仍然僵硬，即使忍痛或用另一手帮助也无法达到全关节活动范围。僵硬期通常持续 4~12 个月。

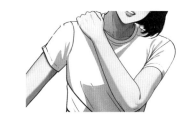

● 恢复期

疼痛和僵硬均逐渐恢复。恢复期通常持续 5~26 个月。

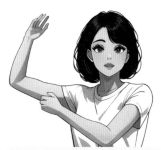

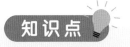

五十肩的预防方法如下。

- 避免长时间保持不适当的姿势，特别是在工作或睡觉时，确保你的肩部和颈部得到良好的支持。
- 定期进行肩部和颈部的伸展和锻炼，以改善肩关节的活动度和灵活性。
- 避免过度使用肩部。如果你感到肩部不适或疼痛，不要等待症状加重，早期干预和治疗可以防止病情进一步恶化。

肩膀突然疼痛，还是肩袖损伤？是肩周炎

肩周炎和肩袖损伤

肩周炎和肩袖损伤都是临床常见的问题，都会造成肩部疼痛以及肩关节活动障碍。很多人常常会混淆，那么两者有什么区别呢，让我们一起看看吧！

肩周炎	肩袖损伤
病因	
受寒或劳损导致粘连性肩关节囊炎	牵拉、碰撞等外力导致肩部肌肉或肌腱撕裂
发生率	
约为3%，女性更常见，糖尿病患者的发生率可高达10%~20%	约为50%，是最常见的肩关节疾病
好发年龄	
40~60岁最多见	35岁以下多见
危险因素	
糖尿病 甲状腺疾病 自身免疫疾病 其他肩关节病史	肩关节受伤史 长期反复高抬手
临床表现	
无论主动还是被动活动均受限	主动活动受限，被动活动不受限
在可活动的范围内肌力往往并不降低	肌力明显降低
治疗方法	
以物理治疗为主	有时需要手术

小测试帮你判定肩袖损伤

以下是一些简单的小测试，可以帮助你初步判定是否存在肩袖损伤。

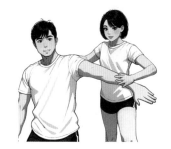

● 空罐测试

测试者取坐位，患肢伸直，肩胛骨平面缓慢上抬 90 度然后充分内旋并使前臂旋前上抬，检查者对测试者的前臂施加向下的压力，如果测试者出现肩部疼痛或无力，则可能是冈上肌损伤。

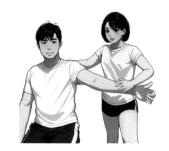

● 满罐测试

测试者在肩关节平面，肩外展小于 90 度，外旋 45 度，向上抬手臂，检查者对测试者的前臂施加向下的压力，如果测试者出现疼痛，则可能是冈上肌损伤。

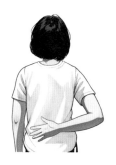

● 抬离测试

测试者取站位，充分内旋肩关节，手背置于腰部，而后把手抬离腰部，如出现肩部疼痛，则可能存在肩胛下肌的损伤。

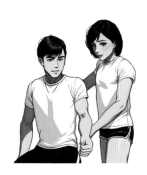

● 外旋测试

测试者肩处于内收位，屈肘，肘部位于体侧，而后抗阻外旋，同时检查者对测试者的前臂施加向内的阻力，如出现肩部疼痛，可能存在冈下肌和小圆肌的损伤。

肩部酸麻痛的原因

姿势不对的坏习惯

长时间使用电子产品，如台式计算机、平板计算机和智能手机，可能导致一系列健康问题，加重肩部的不适感。久坐引起肩部疼痛的原因包括不正确的姿势、长时间的伏案工作和重复性手臂动作等。

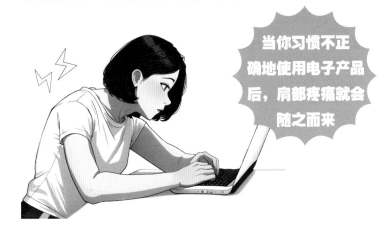

当你习惯不正确地使用电子产品后，肩部疼痛就会随之而来

肌肉长期紧张

我们的肩部肌肉经常被迫承受如同跑马拉松一般的持续工作，几乎没有机会得到真正的放松和休息。长时间使用电子产品、维持不良的工作姿势、进行重复性动作，都可能导致肩部的疲劳、疼痛和不适进一步加重。

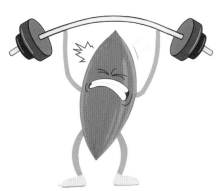

压力和焦虑的增加

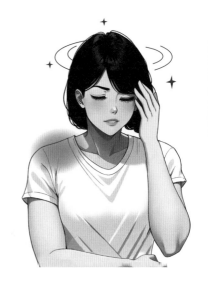

当生活的压力和焦虑逐渐积聚时，肌肉往往会越来越僵硬，而疼痛则悄悄地找上门来。压力增加的现象似乎在现代生活中变得愈发常见，但却容易被忽视。肌肉的紧张和疼痛不仅是身体的反应，更深刻影响我们的心理健康和生活质量。

颈椎的小麻烦

当我们感受到颈椎开始"突出"或者出现了"疼痛"时，肩部的不适感常常如影随形。这种不适感可能逐渐加剧，成为日常生活中的一大困扰。这还可能影响到我们的工作、睡眠和运动。当我们的髓核压迫到颈椎的不同位置时，颈痛的表现也有所不同，下面这幅图将带你认识一下颈椎病的不同类型。

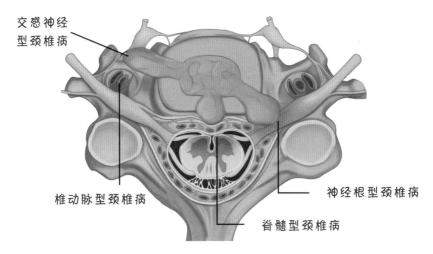

交感神经型颈椎病

椎动脉型颈椎病

脊髓型颈椎病

神经根型颈椎病

37

肩部酸麻痛的原因

睡觉的姿势问题

睡觉的姿势和枕头的选择对于疲劳恢复和身体健康至关重要。如果你睡觉时的姿势不正确，或者你的枕头不适合，那么醒来时可能会感到疲惫不堪，甚至可能会引发肩部的不适。

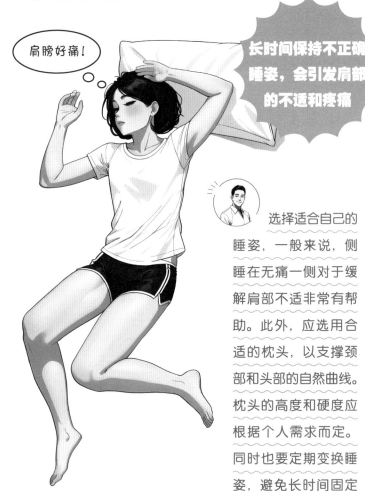

肩膀好痛！

长时间保持不正确睡姿，会引发肩部的不适和疼痛

选择适合自己的睡姿，一般来说，侧睡在无痛一侧对于缓解肩部不适非常有帮助。此外，应选用合适的枕头，以支撑颈部和头部的自然曲线。枕头的高度和硬度应根据个人需求而定。同时也要定期变换睡姿，避免长时间固定在同一位置。

第3章

缓解
肩部疼痛

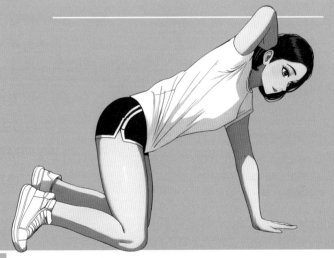

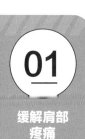

01

缓解肩部
疼痛

肩周炎5分钟改善动作

俯卧呼吸

 练习时间

每组8~10次，2~3组，
间歇30秒

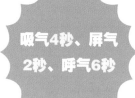

吸气4秒、屏气
2秒、呼气6秒

缓慢、持续进行吸气
和呼气，注意保持呼
吸的节奏

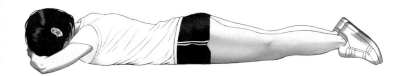

身体放松，呈俯卧姿势，双手叠放在额下，用鼻子进行吸气，大约用时4秒，而后胸廓尽量保持不动，屏气2秒。用嘴进行呼气，大约用时6秒，将气体缓缓呼出。呼气的同时腹部收缩，尽量让气"吐"干净。恢复起始姿势，完成规定次数。

 俯卧呼吸有助于降低交感神经紧张感，激活副交感神经系统。

猫式伸展

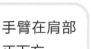

手臂在肩部
正下方

⏱ 练习时间

每组8~10次，2~3组，
间歇30秒

双膝跪地，双手与
双膝撑于地面。背
部保持平直，臀部
微抬高。

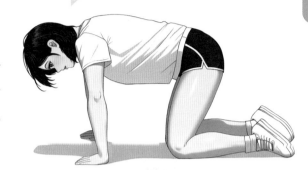

收紧腹部的同时低头
使背部拱起至最大限
度，保持2秒，下巴和
臀部轻轻内收。

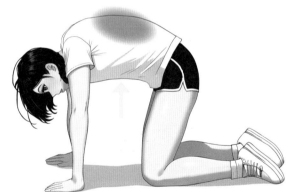

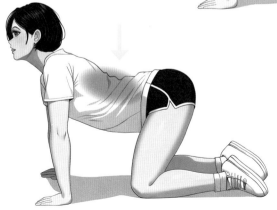

呼气的同时将背部下
压至最大限度，保持2
秒。恢复起始姿势，完
成规定次数。

41

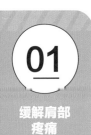

肩周炎5分钟改善动作

手臂爬墙练习

 练习时间

每组8~10次，3~4组，
间歇30秒

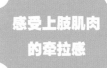

感受上肢肌肉
的牵拉感

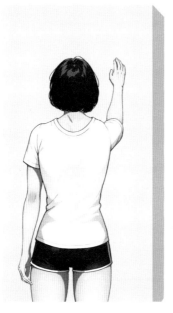

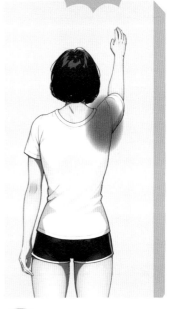

1

2

靠近墙壁站立，与墙壁保持
1/3手臂距离，一侧指尖触
碰到墙。单手沿墙壁缓慢向
上爬。

手臂尽量向高处伸展，然
后再缓缓向下，回到原
处。恢复起始姿势，完成
规定次数。对侧亦然。

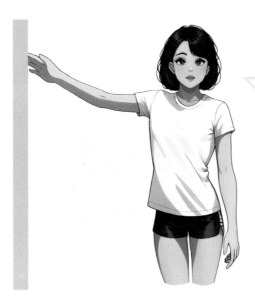

保持身体的平衡和稳定。确保动作流畅，避免晃动

双侧交替，也可以侧向进行，手臂尽可能向上伸展

手臂爬墙练习是常见的肩部功能训练动作，可以锻炼到多个肌群，有助于增强上半身的力量、稳定性和协调性。这个练习可以用于增加肩关节的灵活性，帮助五十肩的患者更好地恢复。

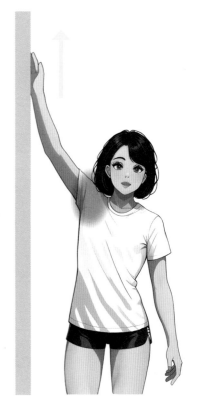

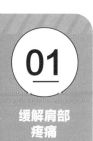

缓解肩部疼痛

肩周炎5分钟改善动作

肩部画圈练习

 练习时间

每组8~10次，3~4组，间歇30秒

背部挺直

双脚平行站立，脚尖朝前，双腿伸直，臀部收紧，挺胸抬头，目视前方，下颌收紧，双手伸直自然下垂于身体两侧，两侧肩胛骨向前转动。

双脚分开，约与肩同宽

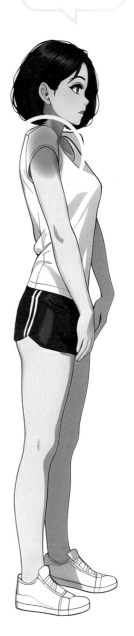

肩部画圈练习是一种常见的肩部灵活性锻炼方法，可以增加肩部的灵活性，缓解肩部肌肉紧张感，促进肩部肌肉的血液循环。

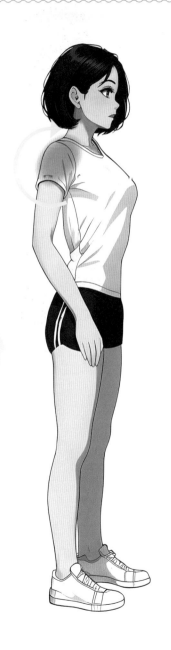

刚开始时，可以尝试画较小的圆圈，然后逐渐增加画圈的大小和转动的次数

2

两侧肩胛骨首先向下转动，接着向后转动，然后向上转动，最后回到原位，就好像在画圆圈。重复完成规定次数。

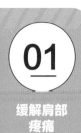

缓解肩部
疼痛

肩周炎5分钟改善动作

肩部上提练习

拉紧弹力带

 练习时间

每组20~30秒，3~4组，
间歇30秒

身体呈站立姿势，双脚
分开，约与肩同宽。双
手分别紧握弹力带的两
端，一侧手位于颈后，
另一侧手位于下背部，
拉紧弹力带。

双脚分开，约
与肩同宽

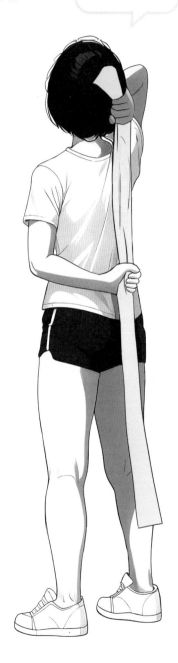

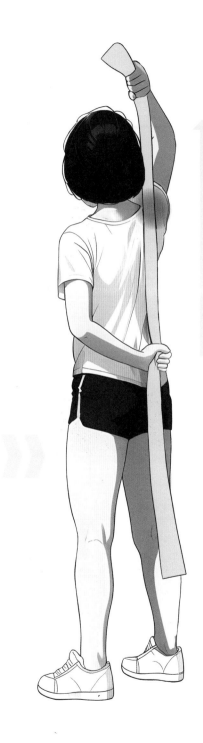

肩部上提练习可以有效地锻炼肩部、背部和手臂肌肉。练习时不要过度用力,感觉肌肉有拉伸感,但没有明显的疼痛。

2

保持身体姿势不变,位于颈后的手向上拉弹力带至最大限度。恢复起始姿势,完成规定次数。对侧亦然。

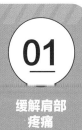

01

缓解肩部
疼痛

肩周炎5分钟改善动作

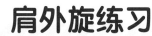

肩外旋练习

练习时间

每组8~10次，3~4组，
间歇30秒

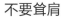
不要耸肩

大臂紧贴身
体，肘关节位
置保持不变

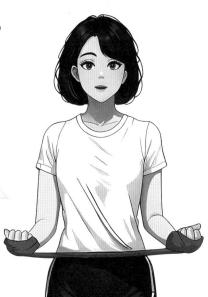

身体直立，双脚分开，约
与肩同宽，双手分别紧握
弹力带两端，双臂向前屈
曲至肘关节呈90度，弹力
带保持一定张力。

2

保持身体姿势不变，大臂夹紧身体，前臂向外旋转，将弹力带两端拉至体侧，保持10秒，注意肘关节位置不动。恢复起始姿势，完成规定次数。

保持
10秒

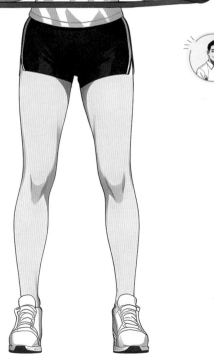

肩外旋练习是一种有助于增强肩部稳定性和肌肉平衡的训练方法。这个练习可以帮助加强肩部周围的肌肉力量，改善不良姿势，预防肩部受伤。练习时需确保使用适当阻力值的弹力带，以避免引起肩部不适。

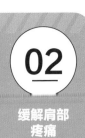

圆肩驼背5分钟改善动作

90-90 呼吸

 练习时间

每组8~10次，2~3组，
间歇30秒

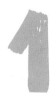

确保骨盆处于中立位置，不要前倾或后倾

髋关节、膝关节均呈90度，仰卧位，小腿放在椅子上，双手放在腹部两侧，用鼻子缓慢吸气。

鼻子吸气约4秒，腹部鼓起

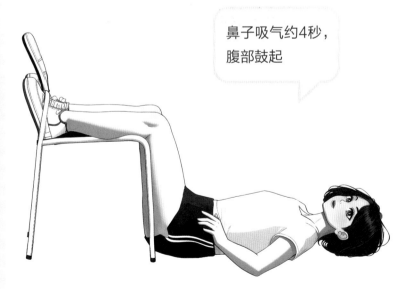

90-90 呼吸是一种常见的呼吸训练方法，用于改善呼吸模式、增强核心肌肉、调整脊柱姿势等。它主要采用仰卧位，可以在地板上或者瑜伽垫上完成。

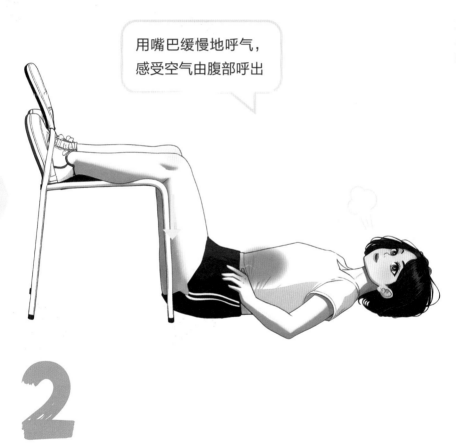

用嘴巴缓慢地呼气，感受空气由腹部呼出

2

用嘴巴缓慢地呼出气体，同时收缩腹部，尽量让气"吐"干净。整个呼气过程持续6秒。恢复起始姿势，完成规定次数。

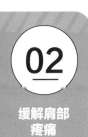
圆肩驼背5分钟改善动作

胸椎旋转练习

🕐 **练习时间**

每组8~10次，2~3组，
间歇30秒

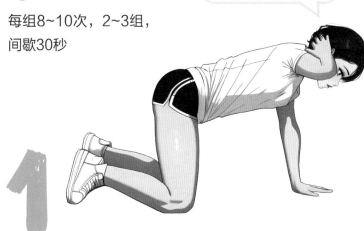

于臂伸直的一侧肩部固定，背部平直

1 身体呈俯撑跪姿，双膝位于双侧髋关节正下方，一侧手臂伸直且位于肩关节正下方，另一侧手臂屈肘上抬至与地面平行，将手扶于脑后。

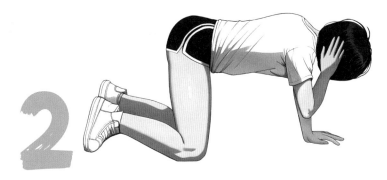

2 保持手臂伸直的一侧肩部固定，吸气的同时对侧肩部向固定侧旋转，对侧肩部下压至最大限度，保持动作1~2秒。

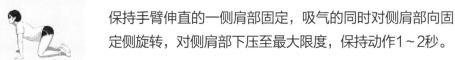

胸椎旋转练习是一种胸椎灵活性训练方法，同时有助于改善背部柔韧性、强化核心肌群。运动过程中保持髋部及下肢姿势不变，头部跟随躯干的旋转同步转动。

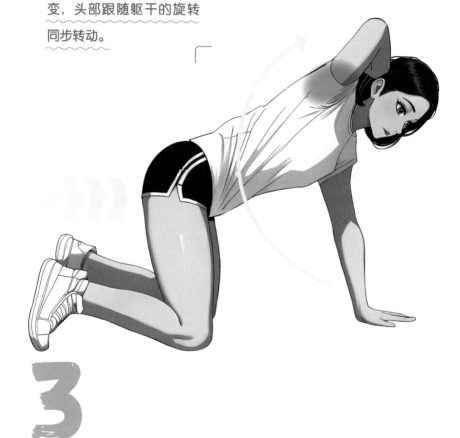

3

继续保持手臂伸直的一侧肩部固定，呼气的同时对侧肩部反向旋转，上抬至最大限度，保持动作1～2秒。恢复起始姿势，完成规定次数。对侧亦然。

圆肩驼背5分钟改善动作

斜方肌筋膜松解

 练习时间

每组30~60秒，2~3组，
间歇30秒

全程保持均
匀呼吸

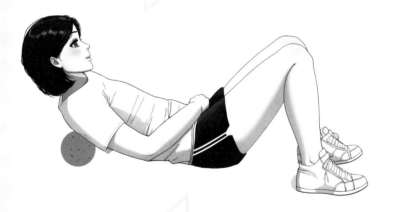

通过呼吸将注意力引
导到斜方肌区域

将筋膜球置于一侧肩胛骨下方，双脚带动身体前后移动，使筋膜球在脊柱与肩胛骨之间来回滚动，寻找此区域明显的酸痛点，并可在酸痛点着力滚动，按规定时间和次数完成动作。

站姿 W 练习

 练习时间

每组8~10次，2~3组，
间歇30秒

感受肩部和上背部的肌肉收紧

保持
2秒

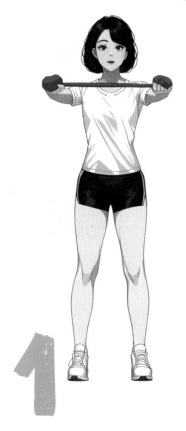

身体直立，双脚分开，约与肩同宽，双手分别紧握弹力带两端，双臂向前伸展至与地面平行，弹力带保持一定张力。

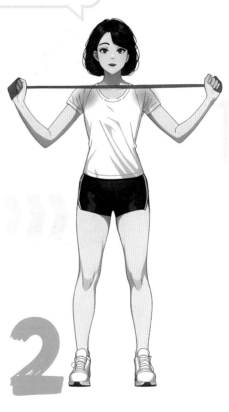

保持身体姿势不变，背部发力，双臂向下屈曲并向体侧拉伸弹力带，呈W形，保持2秒，弹力带始终与地面平行。恢复起始姿势，完成规定次数。

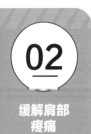

02

缓解肩部
疼痛

圆肩驼背**5**分钟改善动作

靠墙天使

 练习时间

每组8~10次，2~3组，
间歇30秒

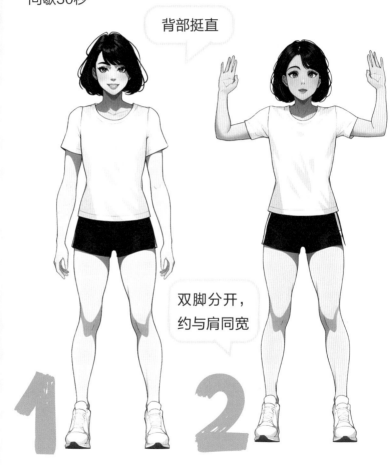

背部挺直

双脚分开，
约与肩同宽

双脚分开，靠墙壁站立，
头部、肩部、臀部、脚跟
紧贴墙壁。

双臂屈肘，大臂贴住墙壁，
前臂尽量贴近墙壁。

请记住，如果你的肩部疼痛症状严重或持续时间很长，请咨询医生或专业的医疗人士以获取准确的诊断和治疗建议。

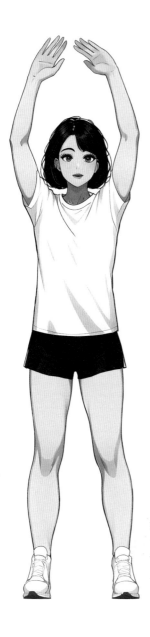

双臂在最高点保持1~2秒

3

双臂贴墙向上滑动，在最高点保持1~2秒，而后缓缓放下手臂。恢复起始姿势，完成规定次数。

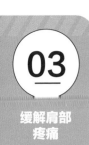
动作 肩峰撞击综合征5分钟改善

泡沫轴松解胸椎周围软组织练习

 练习时间

每组30~60秒，2~3组，
间歇30秒

1 身体仰卧于地面或垫子上，双臂向上屈曲，双手扶在脑后，双腿膝盖向上屈曲，双脚支撑身体，将泡沫轴放置于胸椎中段与地面或垫子之间。

双腿屈膝，双脚
着地

保持身体放松

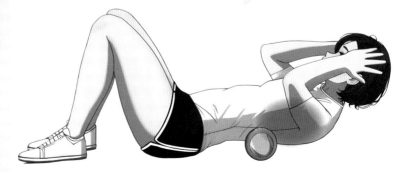

泡沫轴松解胸椎周围软组织练习是一种可以增加胸椎的灵活性的训练方法。对于改善姿势、减轻背部紧张和预防背部疼痛非常有益。

利用身体重量下压，双脚推动身体

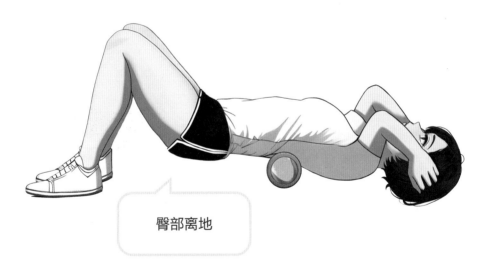

臀部离地

2

向后仰头至后颈与地面成45度，向下施加压力，按规定时间和次数完成动作。

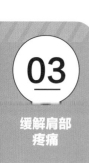

03

缓解肩部
疼痛

动作 肩峰撞击综合征5分钟改善

胸大肌拉伸

 练习时间

每组20~30秒，2~3组，
间歇30秒

双手抬起置于耳
后，均匀呼吸

背部挺直，保持
身体稳定

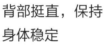

双脚开立，约与肩同
宽，目视前方，双臂
屈肘前举，双手放在
耳朵后面。

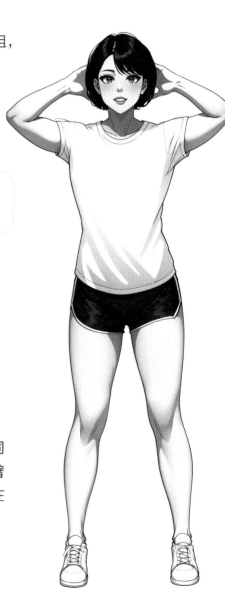

2

肘部向后移动至胸大肌有一
定程度的牵拉感，按规定时
间和次数完成动作。

胸大肌是位于胸部前
侧的肌肉，常常由于久坐、
不正确的姿势以及缺乏伸
展而紧张。适当的胸大肌
拉伸可以帮助改善胸部的
柔韧性，减轻背部和肩部
的紧张感。在进行胸大肌
拉伸时，要注意拉伸幅度，
避免过度拉伸。

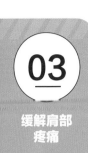
动作 肩峰撞击综合征5分钟改善

背阔肌拉伸

 练习时间

每组30~60秒，2~3组，
间歇30秒

背部平直，避免
塌腰、耸肩

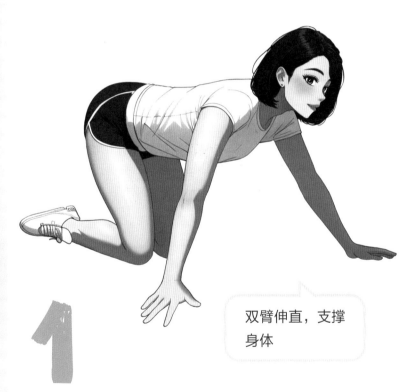

双臂伸直，支撑
身体

1

双膝跪地，躯干俯身至髋关节呈90度，双臂向身体前方
呈Y字形伸直，掌心向下撑于地面。

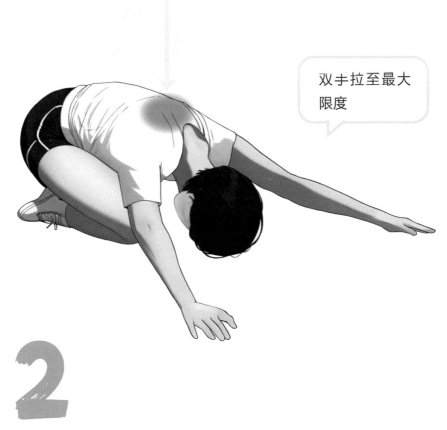

背阔肌经常由于不良的姿势、缺乏伸展以及肌肉紧张而出现疼痛。适当的背阔肌拉伸可以帮助改善背部的柔韧性，减轻肩部和背部的紧张感。

双手拉至最大限度

2

臀部向后坐，肩部尽量下压，同时臀部尽量保持贴近脚跟，躯干靠向地面至背部肌肉有中等程度的牵拉感。按规定时间和次数完成动作。

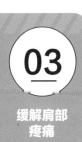

动作 肩峰撞击综合征5分钟改善

Y 字训练

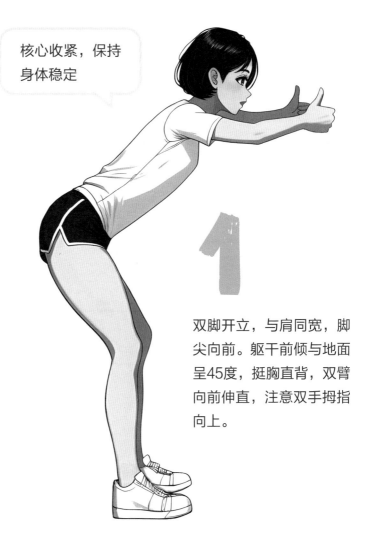

练习时间

每组8~10次，2~3组，
间歇30秒

背部挺直，不要耸肩

核心收紧，保持身体稳定

双脚开立，与肩同宽，脚尖向前。躯干前倾与地面呈45度，挺胸直背，双臂向前伸直，注意双手拇指向上。

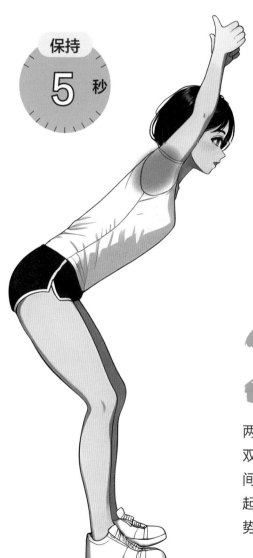

Y字训练是增强下斜方肌的训练方法，可以增加肩部的稳定性，同时也能够强化肩部周围的肌群，改善肩部的动作模式，预防肩部受伤。

保持

5 秒

双手向上拉至最大限度

2

两侧肩胛骨向内向下收紧，双臂向前上方抬起，双臂之间呈约135度夹角，与躯干一起形成"Y"字。恢复起始姿势，完成规定次数。

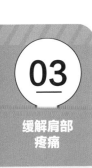
动作 肩峰撞击综合征5分钟改善

肩胛骨俯卧撑

 练习时间

每组30~60秒，3~4组，
间歇30秒

核心收紧，不要
耸肩

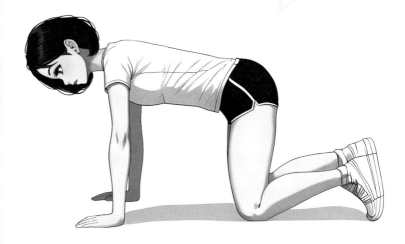

两侧肩胛骨向脊
柱方向收紧

1

跪姿，双臂伸直支撑于肩部正下方，双腿屈髋屈膝支
撑于地面，背部平直，腹部收紧。

肩胛骨俯卧撑也被称为翼状骨俯卧撑，是上肢肩部训练的方法，主要用于加强肩胛骨周围的肌群，这个运动旨在增强肩胛骨的稳定性和肩部肌肉的协调性。

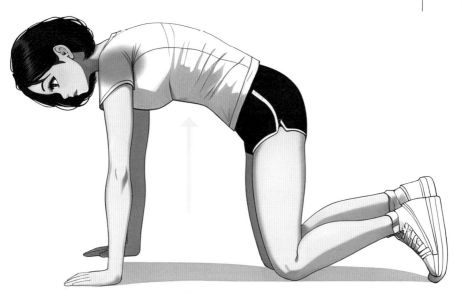

2

两侧肩胛骨向脊柱方向收紧后展开，上半身呈弓背姿势。按规定时间和次数完成动作。

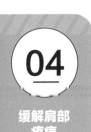
落枕疼痛5分钟改善动作

翻书练习

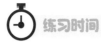 练习时间

每组8~10次，2~3组，
间歇30秒

左侧卧，双臂在肩部正前
方伸直，合掌，膝关节和
髋关节都呈90度。

下方的手臂始
终贴近地面

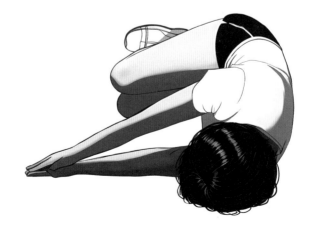

翻书练习可以增强身体的柔韧性、平衡力和灵活性，对于身体的协调性和稳定性也有锻炼作用，但是如果在练习中遇到困难或不适，应该随时停止并咨询专业教练的建议。

2

躯干向右侧旋转，右侧手臂缓慢向右侧打开，转身时呼气，头部跟随打开的手臂转动，保持髋部及下肢姿势不变，然后回到起始姿势，完成规定次数。对侧亦然。

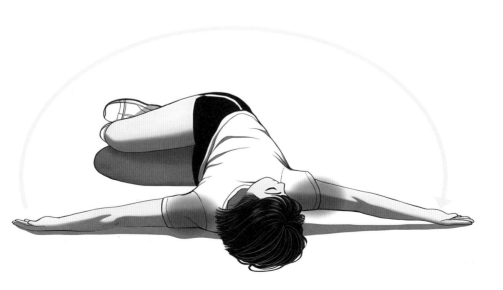

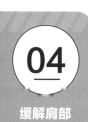
落枕疼痛5分钟改善动作

胸锁乳突肌拉伸

 练习时间

每组8~10次，2~3组，
间歇30秒

均匀呼吸

背部挺直，动
作不要过快

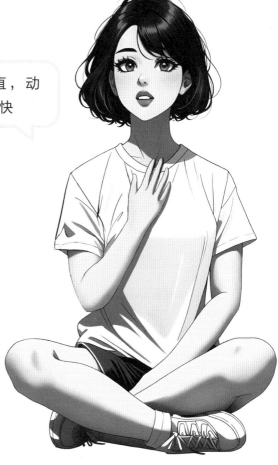

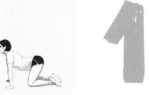

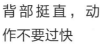

身体呈坐姿，躯干挺直，一侧手自然置于体
前，另一侧手按压在对侧锁骨上方。

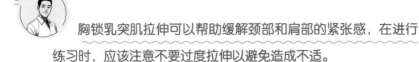

胸锁乳突肌拉伸可以帮助缓解颈部和肩部的紧张感，在进行练习时，应该注意不要过度拉伸以避免造成不适。

避免耸肩

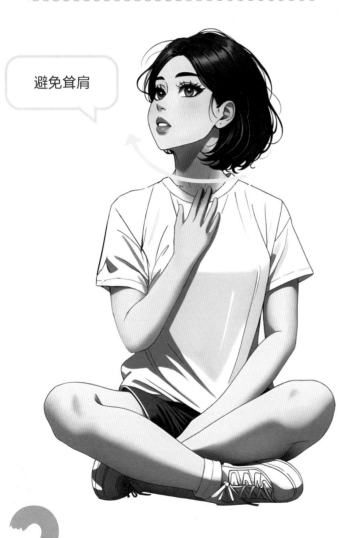

2 头部转向与抬起手相同的一侧，直至胸锁乳突肌有中等程度的拉伸感，保持5~10秒。恢复起始姿势，完成规定次数。对侧亦然。

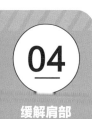

落枕疼痛5分钟改善动作

筋膜球松解枕部周围软组织训练

 练习时间

每次30~60秒，2~3组，
间歇30秒

1 身体仰卧于地面或垫子上，双臂屈曲，双手交叠置于腹部，双腿膝盖向上屈曲，双脚支撑身体，将筋膜球置于枕部与地面或垫子之间。

背部挺直，动作不要过快

身体放松

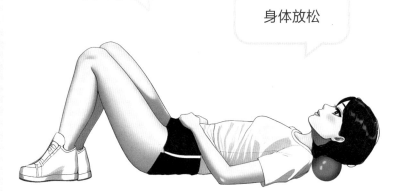

枕部肌肉经常在长时间维持不良的姿势后紧绷。在进行枕部肌肉松解时，注意不要按压颈椎以避免造成不适，当颈后部在按摩中出现不适，请立即就医。

全程保持核心收紧,利用身体重量下压

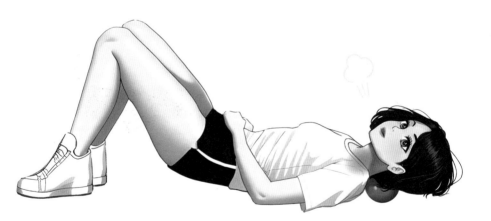

2

双脚分开，与肩同宽，脚尖向前。臀部上抬，使更多身体重量压在筋膜球上，并通过调整身体抬起的高度来调整按压的强度，使枕部肌肉放松。按规定时间和次数完成动作。

缓解肩部
疼痛

落枕疼痛5分钟改善动作

颈部侧屈拉伸

 练习时间

每组10~15次，2~3组，
间歇30秒

不要耸肩

背部挺直，下
巴微收，均匀
呼吸

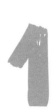

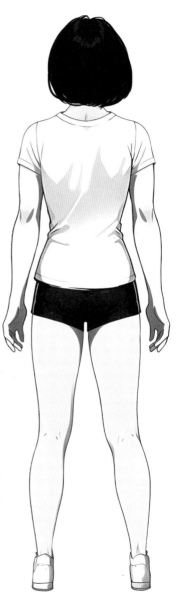

双脚开立，与肩同宽，脚
尖向前。双手自然放于身
体两侧。

双肩下沉，均匀呼吸

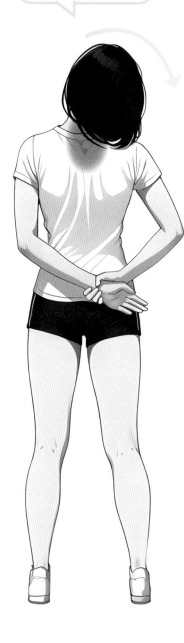

2

头最大限度地向右侧倾斜，使左侧颈部肌肉有中等程度的拉伸感，右侧手握住左侧手臂腕部并拉至左侧颈部肌肉有进一步的牵拉感，保持15秒。恢复起始姿势，按规定次数完成动作。对侧亦然。

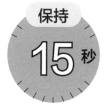

保持

15秒

颈部侧屈拉伸有助于放松颈部肌肉和改善颈部灵活性，可以缓解颈部肌肉的紧张和僵硬感。这个动作可以在长时间坐着或保持不良姿势后进行，以减轻颈部肌肉的不适感。

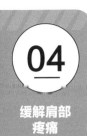
落枕疼痛5分钟改善动作

小鸟喝水练习

 练习时间

重复8~10次，进行2~3
组，间歇30秒

练习的时候不
要张嘴

保持下颌内
收的姿势

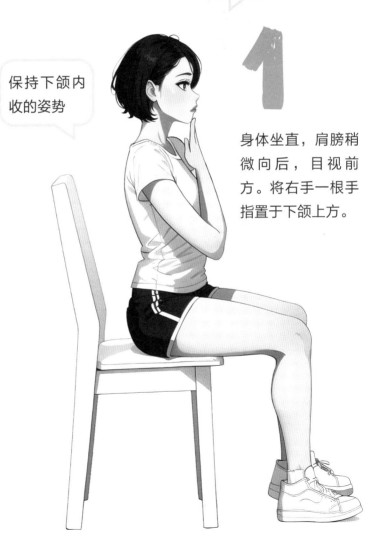

身体坐直，肩膀稍
微向后，目视前
方。将右手一根手
指置于下颌上方。

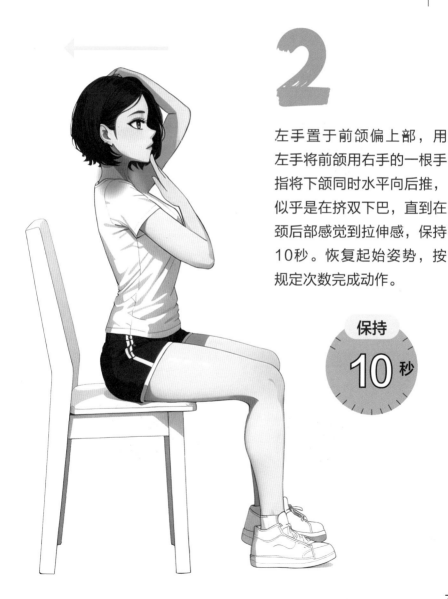

颈后部肌肉经常在长时间保持不良的姿势、紧张或过度使用时紧绷。在进行枕部肌肉拉伸时，应该注意不要用力拉伸以避免造成不适，拉伸应该是温和而舒适的。

2

左手置于前颌偏上部，用左手将前颌用右手的一根手指将下颌同时水平向后推，似乎是在挤双下巴，直到在颈后部感觉到拉伸感，保持10秒。恢复起始姿势，按规定次数完成动作。

保持
10秒

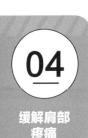
落枕疼痛5分钟改善动作

调整枕头

落枕与枕头和睡姿密切相关，下面让我们看看好的睡姿应该是怎样的。

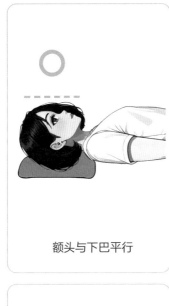

○

额头与下巴平行

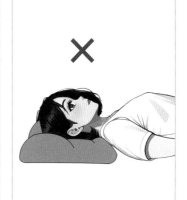

×

枕头太松软，颈椎无支点最容易落枕，长此以往，脊椎容易变形

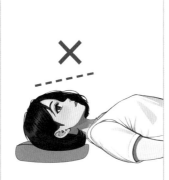

×

枕头过低，头部血液与鼻涕容易倒流

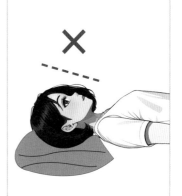

×

枕头过高，容易呼吸中止，打呼噜，出现双下巴

第4章

肩部治疗
小贴士

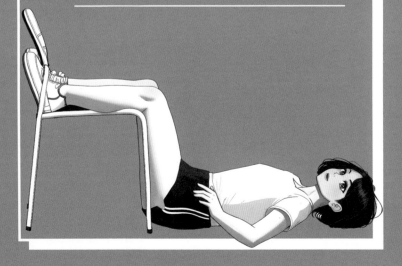

疼痛是大脑的警报器

疼痛与大脑

　　无论疼痛源自哪里，产生疼痛的最终决定都是由大脑做出的。你可以把大脑想象成一个非常复杂的指挥中心，它接收来自身体各个部位的信息，然后根据这些信息来判断是否产生疼痛感觉。当大脑感受到身体处于不安全的状况时，大脑为了保护我们，就会让我们通过感到身体不适的方式，使身体停止进一步的伤害动作，从而让身体处于相对安全的情况之中。因此，疼痛被认为是大脑的一种警报机制，旨在保护我们免受进一步伤害。

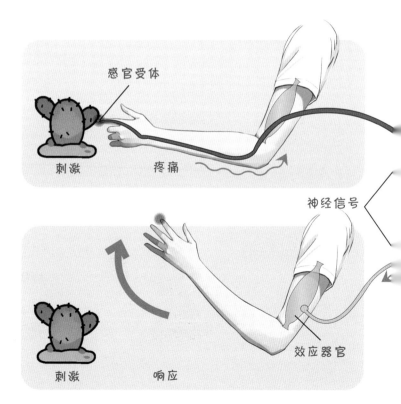

大脑产生疼痛感觉并不仅取决于身体受伤的信号。它还会考虑到许多其他因素，包括我们的情绪状态、记忆、期望甚至文化背景。这就是为什么相同的伤害在不同情境下，甚至在同一个人的不同情境下，可能导致不同的疼痛感觉。

举例来说，当我们感到紧张或焦虑时，我们更容易感到疼痛。相反，当我们分散注意力时，疼痛感可能会减轻。这是因为大脑在决定是否产生疼痛感时，会综合考虑各种信息，而不仅仅是身体伤害的信号。

这也解释了为什么一些人可能在没有明显身体伤害的情况下经历疼痛，特别是慢性疼痛。在这些情况下，大脑可能已经建立了一种反应模式，即使没有明显的身体伤害信号，也会在特定的触发条件下产生疼痛感觉。

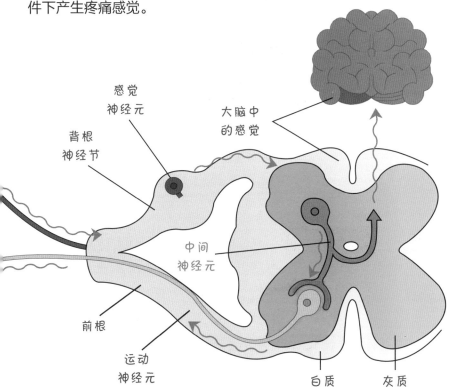

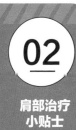
冷敷

在受伤后 48~72 小时，适宜用冷敷降低组织炎症水平。建议每次冷敷 15~20 分钟，每次间隔至少 2 小时，每天冷敷 3~4 次即可。

肩膀酸痛时，应该热敷还是冷敷

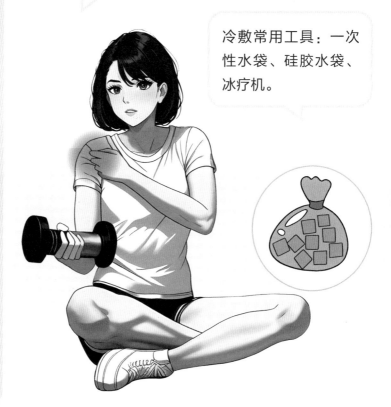

冰袋或冷敷包可以帮助收缩血管，减少炎症和肿胀，并且可以减轻疼痛。

冷敷常用工具：一次性水袋、硅胶水袋、冰疗机。

热敷

　　慢性损伤、炎症和非急性期的劳累性损伤，适宜用热敷。热敷时间为每次 15~20 分钟。注意热敷不适用于皮肤破溃、皮疹等情况。

热敷可以放松肌肉，加快血液流动，减轻肩部肌肉紧张。

热敷常用工具：热敷贴，热水袋。（可以先用毛巾包住热水袋，帮助吸收汗水、减少灼伤）

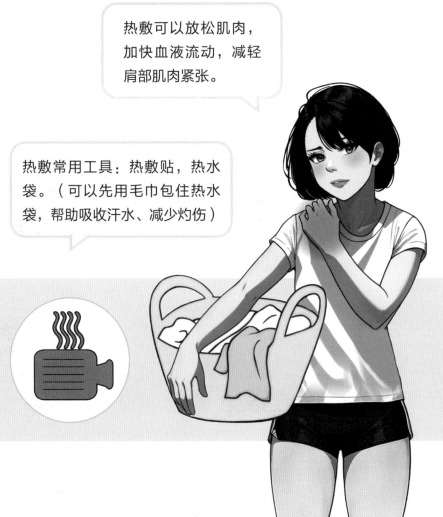

03

**肩部治疗
小贴士**

呼吸对改善肩部疼痛的作用

呼吸与姿势

　　呼吸与姿势之间存在着紧密的联系。呼吸方式会影响你的姿势，而你的姿势也会反过来影响你的呼吸。姿势不良，如圆肩、驼背或头部前倾，可能限制肺部的扩张，从而降低了呼吸的效率。正确的姿势，如挺直背部和抬高头部，有助于保持开放的胸腔，使肺部能够更充分地吸气。

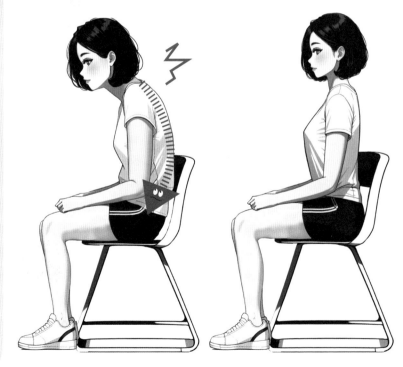

不良坐姿

　　不正确的姿势如下图所示，会增加胸部和脊椎的压力，这可能导致胸部不适和疼痛，进一步影响呼吸。

● 驼背坐姿

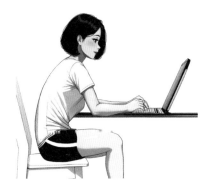

● 狮身人面坐姿

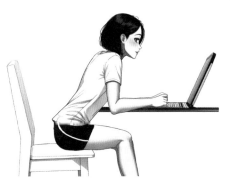

● 瘫背坐姿

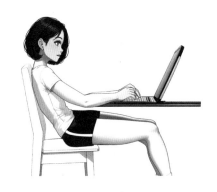

● 三分之一板凳坐姿

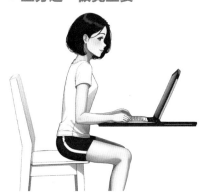

　　正确的呼吸方法是使用 360 度腹腔全面呼吸，这样可以减轻颈部和肩部的压力。维持好的坐姿，背部挺直，肩部放松下来，颈部和脊柱保持在一条直线上，可以有效缓解肩颈压力。

**肩部治疗
小贴士**

办公族的正确坐姿

在办公室或者其他任何需要长时间坐在桌子前工作的环境中，保持正确的坐姿非常重要，可以帮助防止颈部、肩部和背部的疼痛。

正确姿势要求

确保你的座椅和台面高度适当。双脚应平放在地面上，甚至可以垫一个台子，膝盖弯曲成 90 度。你的肘关节也应弯曲成 90 度，手臂放在桌面上或者键盘上。

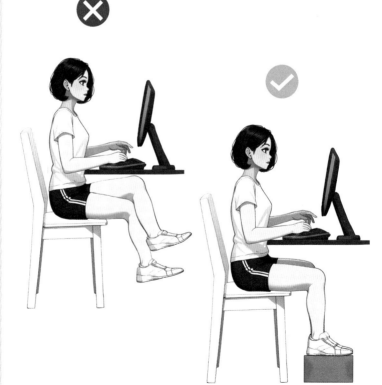

保持正确的髋、膝关节位置

肩关节应该与髋关节保持垂直，有意识地挺胸沉肩能帮助维持良好的体态。

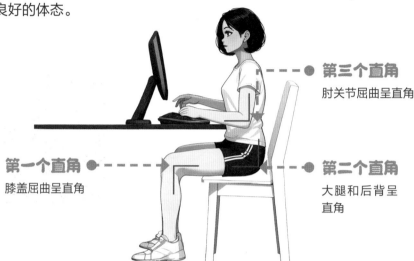

第三个直角
肘关节屈曲呈直角

第一个直角
膝盖屈曲呈直角

第二个直角
大腿和后背呈直角

保持背部受力

背部轻靠在椅背上，理想状态下椅子的椅背与椅面呈 90~100 度。

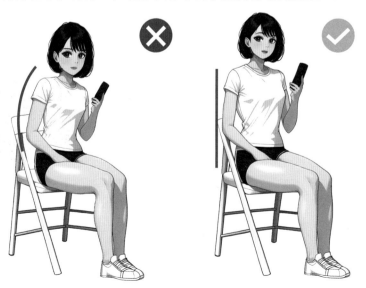

作者简介

闫琪

国家体育总局体育科学研究所研究员，博士，中国老年医学学会运动健康分会常委，美国国家体能协会认证体能训练专家(CSCS)，FMS（功能性动作筛查）国际认证讲师；FMS、SFMA（选择性功能动作评估）高级认证专家，国家体育总局备战奥运会体能训练专家组成员，国家体育总局教练员学院体能训练培训讲师，多名奥运会冠军运动员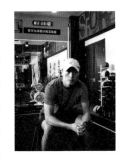的体能教练，中国人民解放军南部战区飞行人员训练伤防治中心专家；曾多次到不同部队进行讲座和提供体能训练指导，获"科技奥运先进个人"荣誉称号和"全国体育事业突出贡献奖"等奖项，出版《膝关节功能强化训练》《腰部功能强化训练》等多部图书。

路怀民

主任医师，成都体育学院附属体育医院运动医学康复科主任，成都体育学院硕士研究生导师，四川省名中医张世明工作室学术经验继承人，2018年四川省学术和技术带头人后备人，2020年四川省中医药管理局学术和技术带头人，2016年四川省卫生计生系统先进个人，中华中医药学会运动医学分会和治未病分会委员，四川省中医药学会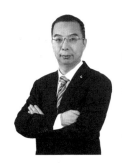运动医疗专委会副主任委员兼秘书长，四川省医学会运动医疗专委会委员，四川省中西医结合学会运动医学分会副主任委员兼运动疗法组副组长；发表核心期刊论文30余篇，承担国家级课题5项、省级课题10余项，参与编撰6本专著。